ALKALINISCHES DIÄTBUCH

Über 50 Rezepte, um den Säuregehalt
in Ihrem Körper auszugleichen,
Krankheiten vorzubeugen und Sie zu
geistigem und körperlichem
Wohlbefinden zu führen

Ambrosia Krüger

Alle Rechte vorbehalten.

Haftungsausschluss

Die enthaltenen Informationen sollen als umfassende Sammlung von Strategien dienen, über die der Autor dieses eBooks recherchiert hat. Zusammenfassungen, Strategien, Tipps und Tricks sind nur Empfehlungen des Autors. Das Lesen dieses eBooks garantiert nicht, dass die Ergebnisse genau den Ergebnissen des Autors entsprechen. Der Autor des eBooks hat alle zumutbaren Anstrengungen unternommen, um den Lesern des eBooks aktuelle und genaue Informationen zur Verfügung zu stellen. Der Autor und seine Mitarbeiter haften nicht für unbeabsichtigte Fehler oder Auslassungen. Das Material im eBook kann Informationen von Dritten enthalten. Materialien von Drittanbietern bestehen aus Meinungen, die von ihren Eigentümern geäußert wurden. Daher übernimmt der Autor des eBooks keine Verantwortung oder Haftung für Material oder Meinungen Dritter.

INHALTSVERZEICHNIS

EINFÜHRUNG 6

VEGAN, BASIC CHILLI 10

GRUNDLEGENDE VEGAN GINGER KAROTTEN 12

GRUNDLEGENDER MANDELKUCHEN MIT APFEL 14

STARKER GEMÜSELAGER, GRUNDLAGEN 16

BASIC GAT KARTOFFELSALAT 18

GRUNDLEGENDE SALATKLEIDUNG.............................20

DANNYS MORGENSTUNDE - GRUNDLEGENDE
FRÜHSTÜCK-PORRIDGE.....................................22

GRUNDLEGENDE Kastaniennudeln...............................26

ALKALINE GEMÜSE-SUPPE 28

GLUTENFREIES UND GRUNDLEGENDES BROT 30

ALKALINE TRAIL MIX 32

ALKALINSALAT MIT WALNÜSSEN 33

Dinkelbrot ohne Hefe 35

BROCCOLI-SUPPE MIT KOKOSNUSSMILCH..............37

PILZ UND BROCCOLI-WANNE.................................39

CURRY COCONUT CARROT HERB 41

KARTOFFEL UND BROCCOLI STEW.............................43

RADI UND KOHLRABI IN HEISSER SAUCE................45

Gurkensalat mit frischer Münze 47

KICHERERBSENSALAT.......................................49

KARTOFFELWANNE MIT LEEK..................................51

PUFF PASTRY QUICHE MIT BROCCOLI UND CAMEMBERT 53

KAROTTEN UND PFEFFER IN EINER ZITRONEN- UND KOKOSNUSS-SAUCE 55

FE-MÖ-STA KOKOSNUSS-CURRY..........................57

AVOCADO SALSA MIT JACKE KARTOFFELN............59

BUNTE PFEFFER MIT GINGER COCONUT MILCH.....61

FRANZÖSISCHE BOHNEN IN WÜRZIGER KOKOSNUSSCREME 63

BROCCOLI IN MANDELMILCH.................................65

KOHLRABI LEAF FOAM SOUP 67

HOKKAIDO PFEFFERTOPF 69

CELERIAC UND KAROTTENWANNE MIT CURRY COCONUT MILCH 71

HEARTY STEW 73

CREAMY, HOT CARROT UND RADISH VEGETABLES 75

Karotten- und Rote-Bete-Salat.............................77

ROTER KOHL MIT KOKOSNUSSBUTTER.................79

NUTTY KOHLRABI 81

GRÜN-WEISS-ORANGE-WANNE MIT GINGER........83

GEBACKENE ÄPFEL..85

RAKETE - RADISCHER SALAT MIT FETA 88

EGGPLANT ALL SORTS À LA OPMUTTI 90

Glasnudelpfanne schnell 92

GRÜNE PUNKTE MIT Mandelmilch...................................95

GRÜNE PUNKTE MIT Mandelmilch...................................97

KAROTTEN IN EINER ZWIEBEL-, KNOBLAUCH- UND
SPINACH-SAUCE 99

FRÜHLINGSQUARK AUS GESPROCHENEN
SONNENBLUMENSAMEN 102

Kürbiswürze mit Zitronen- und Mandelmilch................105

CHICORY UND ZUCCHINI GEMÜSE MIT ORANGE
UND CHILLI..107

KOHLRABI SPAGHETTI MIT SPINAT, TOMATEN
UND OLIVEN 110

BROCCOLI UND KARTOFFELCURRY 112

VEGAN UND CREAMY CARROT UND LEEK PASTA .. 114

EINFÜHRUNG

Abgeleitet von der "Alkalität" (Fähigkeit von Substanzen, Säure zu binden oder zu neutralisieren) wurde die alkalische Diät oder "A-Linie-Diät" von der Ernährungstherapeutin Vicki Edgson und der Köchin Natasha Corrett entwickelt und basiert auf sogenannten alkalischen oder basischen Lebensmittel. Die alkalische Ernährung sollte - ähnlich wie das alkalische Fasten - nicht nur zu Gewichtsverlust führen, sondern auch Krankheiten wie Depressionen, Herzerkrankungen, Osteoporose und sogar Krebs vorbeugen.

Die Idee hinter dem Konzept: Edgson und Corrett gehen davon aus, dass ein übersäuerter Körper zum Nährboden für Bakterien wird, wichtige Nährstoffe schneller verbraucht und somit schneller krank wird. Der Magen-Darm-Trakt ist auch sehr anspruchsvoll, wenn es um die Verdauung von sauren Lebensmitteln geht. Der minimale Verzehr oder sogar die Vermeidung von säurebildenden Lebensmitteln sollte den pH-Wert des Körpers regulieren und sich positiv auf unsere Gesundheit auswirken.

Säurenahrungsmittel enthalten:

- Schweinefleisch und Rindfleisch
- Eier
- weißer Zucker
- Weißmehlprodukte
- Milchprodukte

- Kaffee
- Alkohol
- Cola
- Pasta
- Fastfood
- Gebraten
- Kichererbsen
- Walnüsse
- Tee

Sie sollten diese sauren Lebensmittel in der alkalischen Ernährung vernachlässigen. Die alkalische Diät ist eher eine Ernährungsumstellung als eine klassische Diät, bei der man einfach weniger isst. Aber welche Lebensmittel sind erlaubt?

Alkalische Diät

Alkalische Lebensmittel: Die alkalische Ernährung ist hauptsächlich grün.

Alkalische Ernährung: Welche Lebensmittel sind erlaubt?

Während saure Lebensmittel den Körper angeblich übersäuern und ihn so zu einem Nährboden für Krankheiten machen, wirken andere Naturstoffe alkalisch und bilden die Grundlage für einen gesunden Körper. Laut Edgson und Corrett sollte die Gewichtung für maximalen Gesundheitserfolg mit der alkalischen Diät bei etwa 70 Prozent basischen und nur 30 Prozent sauren Lebensmitteln gehalten werden. Aber welche

Lebensmittel fördern eine alkalische Ernährung nach der alkalischen Ernährung?

GRUNDLEGENDE LEBENSMITTEL ENTHALTEN:

- Obst
- Gemüse
- Sojaprodukte
- Süßkartoffel
- Mandeln
- Oliven
- Wildreis
- Grünkohl
- Brokkoli
- Zitronen
- Stilles Wasser

Die Einstufung von Lebensmitteln als sauer oder basisch ist nach dem alkalischen Konzept nicht immer einfach. Zum Beispiel ist Spinat roh alkalisch, aber gekocht sauer. Um einen genauen Überblick zu erhalten, sollten Sie sich über die alkalische Ernährung und das grundlegende Kochen informieren - hier gibt es keine störende Zählung von Punkten oder Kalorien.

Entgiften Sie den Körper und verlieren Sie gleichzeitig Gewicht: Dies ist die 7-tägige Entgiftungskur

Entgiften Sie den Körper und verlieren Sie gleichzeitig Gewicht: Dies ist die 7-tägige Entgiftungskur

Tut die alkalische Diät das, was sie verspricht?

Nach Ansicht einiger Gesundheitsexperten hat die alkalische Ernährung nach der alkalischen Ernährung jedoch nur einen rudimentären Einfluss auf den pH-Wert des Körpers - sie reguliert sich selbst. In der Tat sind die Auswirkungen auf den pH-Wert des Körpers das, was diesen Ernährungstrend gesund machen sollte, nicht bewiesen. Ebenso gibt es keine wissenschaftliche Forschung, die zeigt, dass eine hauptsächlich alkalische Ernährung Krankheiten vorbeugen kann. Nur im Urin kann man eine Veränderung feststellen, die zumindest Nierensteine verhindern kann.

Hinweis: Sind Sie Diabetiker oder haben Sie Probleme mit der Nieren? Dann sollten Sie mit der alkalischen Ernährung vorsichtig sein und Ihre Ernährung nur in Absprache mit Ihrem Arzt drastisch ändern.

Nicht alle Lebensmittel sind gleich. Wenn Sie abnehmen möchten, müssen Sie die richtigen Mahlzeiten zu sich nehmen. Sie werden mit diesen Produkten definitiv Erfolg haben!

VEGAN, BASIC CHILLI

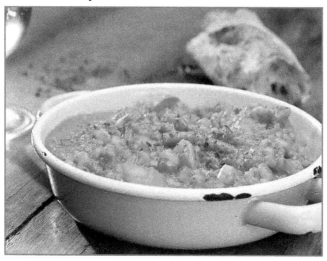

Portionen: 4

ZUTATEN

- 2 Tasse / n Linsen, rot
- n. B. B. Gemüsebrühe, Instant, vegan
- 1 Dose Mais
- 3 Paprika, rot oder farbig, gewürfelt
- n. B. B. Bohnen, grün, frisch oder gefroren
- 1 groß Zwiebel (Substantiv)
- 2 groß Knoblauchzehen)
- Pfeffer
- Cayenne Pfeffer
- Paprikapulver
- Chilipulver aus der Mühle
- Meersalz

- 2 EL Mandelbutter
- Etwas Öl
- 2 Dosen / n Tomaten, gehackt
- Möglicherweise. Gewürzmischung, mexikanisch

VORBEREITUNG

Die roten Linsen in 4 Tassen Gemüsebrühe (ca. 10 Min.) Kochen. Die Zwiebel in einem anderen großen Topf anbraten und den gewürfelten Paprika und die grünen Bohnen hinzufügen.

Dann die geschälten Tomaten hinzufügen und würzen, besonders genug Gemüsebrühepulver. Drücken Sie den Knoblauch hinein. Dann der Mais und erst am Ende die roten Linsen. Sie sind bereits gekocht und das Wasser sollte vollständig verkocht sein. Zum Schluss 1 - 2 Esslöffel Mandelbutter. Dann wird es cremiger und Sie brauchen keine saure Sahne.

Schmeckt sensationell und ist gesund. Ohne Fleisch, ohne Milchprodukte, kohlenhydratarm.

GRUNDLEGENDE VEGAN GINGER KAROTTEN

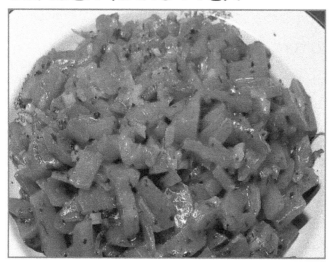

Portionen: 2

ZUTATEN

- 1 Schuss   Öl
- 1 m.-groß   Zwiebel (Substantiv)
- 400 g Karotte (n), gereinigt und gewogen
- 100 ml Mandelmilch (Mandelgetränk)
- 1 cm   Ingwer, frisch oder 1-2 Teelöffel gefriergetrocknet
- 1 TL, geebnet Gemüsebrühe, sofort
- 1 Prise (n)   Salz-
- 1 Teelöffel gehäufter Koriander, getrocknet oder frisch

VORBEREITUNG

Die Zwiebel putzen und in kleine Würfel schneiden.
Schneiden Sie die Karotten in Julienne-Streifen oder
Würfel oder schneiden Sie sie nicht zu fein. Den
frischen Ingwer hacken oder reiben.

Erhitzen Sie einen Schuss Öl in einer beschichteten
Pfanne, schwitzen Sie die Zwiebeln und lassen Sie den
Ingwer leicht. Fügen Sie die Karotten hinzu und setzen
Sie einen Deckel für ein paar Minuten auf.

Die Gemüsebrühe in der Mandelmilch auflösen, zu den
Karotten geben und alles gut umrühren. Reduzieren Sie
die Hitze und köcheln Sie, bis es bissfest ist. Der
Deckel kann für die letzten 2 Minuten entfernt werden.
Das hängt davon ab, wie flüssig die Sauce sein soll. Zum
Schluss 1 Teelöffel Koriander einrühren und auf Tellern
servieren. Bei Bedarf mit Salz auf dem Teller würzen.

GRUNDLEGENDER MANDELKUCHEN MIT APFEL

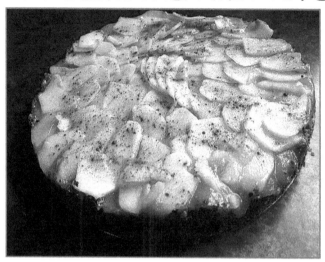

Portionen: 1

ZUTATEN

Für den Teig:

- 150 g   Mandel (n), gemahlen
- 5 EL   Mandelmilch (Mandelgetränk), ungesüßt
- 50 g   Rosinen
- 10 Trauben

Zum Abdecken:

- 5 Aprikose
- 1 Spritzer   Zitronensaft
- 2 kleine   Äpfel

- 1 Scheibe / n Zitronen)
- 1 EL   Mandelblättchen

VORBEREITUNG

Für den Teig die Rosinen, Trauben und Mandelmilch in einem Mixer mahlen, bis eine cremige Mischung entsteht. Mischen Sie die Mischung mit den gemahlenen Mandeln in einem Topf. Der Teig wird leicht klebrig. Fügen Sie bei Bedarf weitere gemahlene Mandeln hinzu.

Mit Hilfe eines Kuchenrings (Durchmesser ca. 20 cm) die Mischung auf einem Kuchenteller verteilen.

Für das Topping die Aprikosen und den Zitronensaft in einem Mixer zu einem Püree mahlen. Die Äpfel schälen, den Kern entfernen und in dünne Scheiben schneiden. Reiben Sie einen Zitronenschnitz in jede Scheibe, damit die Äpfel nicht bräunen.

Das Aprikosenpüree auf der Basis verteilen und die Apfelscheiben darauf legen.

Zum Schluss den Kuchen mit Mandelblättchen dekorieren.

Trinkgeld:

Wenn Sie möchten, können Sie den Teig auch in der Springform (20 cm) bei 200 Grad etwa 20 Minuten im Ofen trocknen lassen. Es wird dann etwas kitschiger. Stellen Sie sicher, dass der Teig nicht zu bröckelig wird.

STARKER GEMÜSELAGER, GRUNDLAGEN

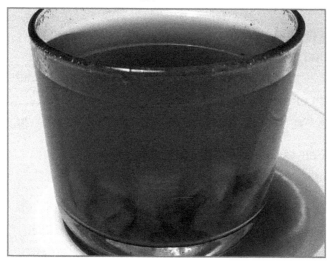

Portionen: 4

ZUTATEN

- 10   Karotte
- 4 Stangen / n Sellerie oder Knollensellerie
- 3 Stangen / n Lauch
- 4 Tomaten)
- 1 groß Zwiebel (Substantiv)
- 2 EL   Öl
- 3 Stiele   Thymian
- 2 Lorbeerblätter
- 4 Gewürznelke
- 1 Teelöffel Pfefferkörner

- Salz-
- 2 Liter Wasser

VORBEREITUNG

Waschen und reinigen Sie das Suppengrün und die Tomaten und schneiden Sie es in kleine Stücke. Die Zwiebel schälen, halbieren und in einem Topf ohne Fett kräftig braten.

Fügen Sie das Öl, Gemüse, Thymian, Gewürze und gut 2 Liter Wasser hinzu. Zum Kochen bringen und 1 Stunde bei schwacher Hitze köcheln lassen. Wenn die Garzeit abgelaufen ist, gießen Sie die Gemüsebrühe durch ein Sieb und würzen Sie sie mit Salz.

BASIC GAT KARTOFFELSALAT

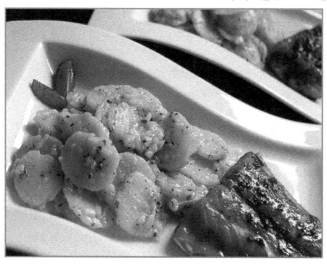

Portionen: 1

ZUTATEN

- 400 g Kartoffel (n), wachsartig, möglicherweise rothäutig
- Etwas Salz und Pfeffer
- 1 Teelöffel Gemüsebrühe, gemasert
- ½ Zitronen)
- 2 EL   Olivenöl
- ½ Zwiebel (n), roh oder gedämpft
- Etwas Pfeffer (Papaya-Pfeffer), optional
- 1 Teelöffel Hanfsamen
- Möglicherweise. Kräuter nach Geschmack

VORBEREITUNG

Kochen Sie die Kartoffeln mit ihrer Haut, lassen Sie sie etwas abkühlen, schälen Sie sie und schneiden Sie sie in Scheiben. Das Suppenpulver in etwas heißem Wasser mischen und zu den Kartoffeln geben. Drücken Sie die Zitrone aus und fügen Sie den Saft zusammen mit den Gewürzen und dem Öl hinzu. Zwiebel schälen, in Ringe oder Würfel schneiden. Fügen Sie roh oder gedämpft in etwas Öl hinzu. Mörteln Sie den Papaya-Pfeffer (falls verfügbar) und mischen Sie ihn mit den Hanfsamen. Wenn Sie möchten, können Sie auch Kräuter hinzufügen (z. B. Petersilie oder Koriander).

Nicht strenge GATler können auch gebratene Zwiebeln oder Endiviensalat untermischen. Dann etwas mehr Zitronensaft und Öl verwenden.

GRUNDLEGENDE SALATKLEIDUNG

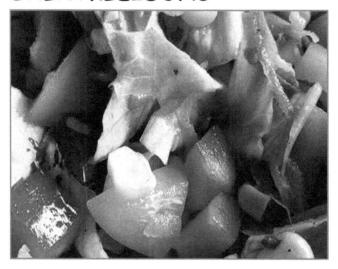

Portionen: 1

ZUTATEN

- Zitronen)
- 1 EL   Erythrit (Zuckerersatz), alternativ Xylit
- 2 EL   Olivenöl
- Etwas Salz und Pfeffer
- Möglicherweise. Kräuter nach Bedarf

VORBEREITUNG

Die Zitrone kräftig rollen (dies bricht die Zellstruktur und es tritt mehr Saft aus), auspressen und mit den restlichen Zutaten mischen. Verwenden Sie die Kräuter nach Bedarf, ich bevorzuge es ohne.

Passt besonders gut zu Blattsalaten.

DANNYS MORGENSTUNDE - GRUNDLEGENDE FRÜHSTÜCK- PORRIDGE

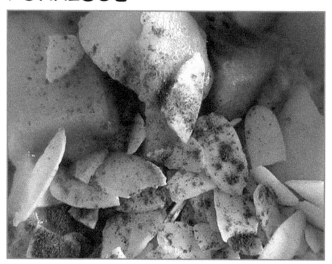

Portionen: 2

ZUTATEN

- 2 EL Hirse oder doppelt so viel wie bereits geknallt oder gemahlen, siehe Anleitung
- 2 EL Buchweizen oder die doppelte Menge, die bereits geknallt oder gemahlen wurde, siehe Anweisungen
- 250 ml Mandelmilch (Mandelgetränk) oder Hafermilch (Hafergetränk)

- 1 EL   Amaranth, aufgeblasen oder die Hälfte der Menge ungepufft und dann selbst gepufft, siehe Anleitung
- 1 EL   Sonnenblumenkerne
- 1 EL   Kürbiskerne
- 1 EL   Mandel (n), ganz
- Apfel
- 2 EL   Ananasstücke, gefroren

VORBEREITUNG

Jeweils 2 Esslöffel Hirse und Buchweizen in eine Flocken- oder Mehlmühle geben und abblättern oder mahlen. Ich benutze immer den Flaker. Wenn Sie nicht beides haben, sollten Sie Flocken auf dem Bio-Markt kaufen. Sie benötigen dann etwa die doppelte Menge als Flocken.

Geben Sie die 250 ml Mandelmilch oder eine ähnliche Flüssigkeit, die Sie mögen, in einen Topf. Rühren Sie die Flocken in die kalte Flüssigkeit. Die Mandelmilch unter Rühren zum Kochen bringen und weiterrühren, bis der Brei die gewünschte Konsistenz hat. Dies dauert normalerweise nur 1 bis 2 Minuten. Nehmen Sie den Topf vom Kochfeld und fügen Sie den Esslöffel Amaranth hinzu. In einem guten Mixer (für Smoothies) den gehackten Apfel, die gefrorenen Ananasstücke, die Sonnenblumen- und Kürbiskerne und die Mandeln zusammen mit einem Schuss Wasser pürieren. Rühren Sie die Mischung in den Brei.

Tipps und Hinweise:

Anstelle von Mandelmilch können Sie auch Hafermilch, Reisgetränk (sehr süß) oder Wasser verwenden, und diejenigen, die Milch mögen, können diese auch verwenden.

Wenn Sie nur Amaranth geöffnet haben, können Sie ihn selbst platzen lassen. Erhitzen Sie dazu eine kleine Keramikpfanne auf höchstem Niveau trocken auf dem Herd. Halten Sie einen kleinen Deckel bereit, der auf die Pfanne passt. Geben Sie nun maximal einen halben Esslöffel Amaranth in die Pfanne, setzen Sie den Deckel auf, heben Sie die Pfanne sofort vom Kochfeld ab und schwenken Sie sie kontinuierlich, bis der Amaranth geplatzt ist. Sie können den Amaranth auch in einer Getreidemühle mahlen und mit Hirse und Buchweizen kochen. Ich habe den Amaranth bereits abgeplatzt, aber dann haben Sie normalerweise harte Kügelchen im Fruchtfleisch.

Anstelle eines Smoothie-Mixers können Sie die Nüsse und Körner auch mit einer anderen geeigneten Maschine hacken und mit einem Standmixer einen Smoothie aus Ananas, Apfel und einem Schuss Wasser herstellen.

Wenn Sie möchten, können Sie am Ende einen Schuss Leinöl einrühren oder anstelle von Apfel und Ananas andere gefrorene oder frische Früchte verwenden. Der Brei schmeckt auch gut zu Banane und Mango oder zu Himbeeren.

Ich mag es auch, vor dem Kochen 1 Esslöffel Chiasamen in den Brei zu geben, aber dann benutze ich etwas mehr

Flüssigkeit. Sie können dies nach dem Kochen jederzeit einrühren, wenn der Brei zu fest wird.

GRUNDLEGENDE
Kastaniennudeln

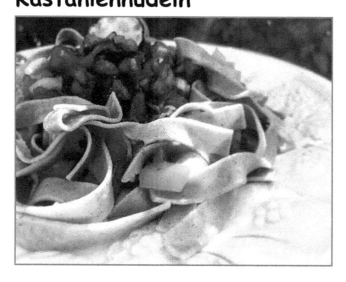

Portionen: 1

ZUTATEN

- 100 g   Nudeln (Kastaniennudeln)
- Zwiebel (Substantiv)
- 1 Zehe / n   Knoblauch
- 100 ml Rotwein oder Gemüsebrühe
- 1 Prise Chili
- 1 Stock / n   Sellerie
- 100 g   Tomaten)
- n. B. B. Kapern
- n. B. B. Oliven

- 2 Teelöffel   Pesto z. B. B.Basilikum, Petersilienpesto

VORBEREITUNG

Bereiten Sie zuerst die Sauce vor und kochen Sie dann die Nudeln (wegen der kurzen Garzeit).

Zwiebelwürfel und Knoblauch anbraten, mit Rotwein oder Gemüsestück ablöschen. Chili, fein gehackten Sellerie, Kapern, Oliven und Tomatenwürfel ca. 1 - 2 Minuten. Mit Pesto würzen.

Kochen Sie die Nudeln in Salzwasser nach Geschmack, jedoch nicht länger als 3 Minuten. Mit der Sauce servieren.

ALKALINE GEMÜSE-SUPPE

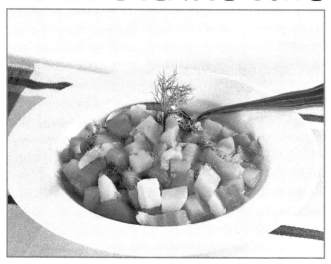

Portionen: 2

ZUTATEN

- 1 klein Fenchelknolle
- 150 g Karotte
- 150 g Steckrübe
- 150 g Kartoffel
- 1 EL   Öl
- 750 ml Gemüsebrühe
- n. B. B. Salz und Pfeffer aus der Mühle
- 1 EL   Zitronensaft
- 1 EL   Sojasauce

VORBEREITUNG

Den Fenchel in Streifen schneiden. Karotten, Rübe und Kartoffeln schälen und würfeln.

Das Öl in einem Topf erhitzen, das gesamte Gemüse anbraten und mit der Gemüsebrühe ablöschen. Abdecken und 25 Minuten kochen lassen.

Mischen Sie die Sojasauce mit 3 EL heißer Brühe und Zitronensaft. Nach dem Garen in die heiße Suppe einrühren. Die Suppe mit Salz und Pfeffer würzen.

Reis passt gut dazu.

GLUTENFREIES UND GRUNDLEGENDES BROT

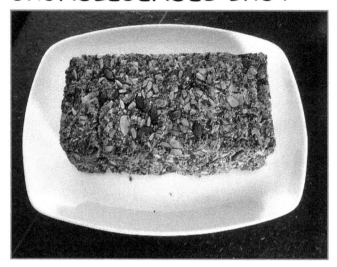

Portionen: 1

ZUTATEN

- 150 g Erdmandel (n)
- 140 g Kürbiskerne oder Sonnenblumenkerne
- 1 Teelöffel   Kümmel-, Koriander- oder Fenchelsamen, gut gemahlen
- 30 g   Walnüsse, gehackt
- 40 g   Gehackte Mandeln
- 2 EL   Chia-Samen
- 90 g   Leinsamen, zerkleinert
- 4 EL   Flohsamenschalen
- 1 ½ TL Meersalz

- 3 EL   Kokosnussöl
- 350 ml Wasser (warm
- Kartoffel (n), gekocht, püriert oder Karotte, gerieben

VORBEREITUNG

Mischen Sie alle trockenen Zutaten einschließlich der Gewürze. Das Kokosöl im Wasser schmelzen, hinzufügen und gut kneten. In eine Silikonbackform oder in eine mit Backpapier ausgelegte Laibpfanne geben und fest andrücken. Lassen Sie es mindestens 8 Stunden ruhen, vorzugsweise über Nacht.

Im Ofen bei 180 ° C 60 Minuten backen.

Wenn Sie - wie ich - eine Kruste möchten, nehmen Sie das Brot nach der Hälfte der Backzeit aus der Pfanne und legen Sie es für den Rest der Backzeit auf ein Tablett.

ALKALINE TRAIL MIX

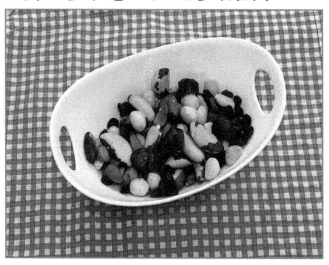

Portionen: 20

ZUTATEN

- 100 g   Mandel (Substantiv)
- 100 g   Macadamianüsse
- 100 g   Paranuss
- 100 g   Dattel (n) (Medjooldatteln)
- 100 g   Rosinen

VORBEREITUNG

Datteln halbieren und steinigen. Die Zutaten mischen, in eine Schüssel geben und abdecken.

ALKALINSALAT MIT WALNÜSSEN

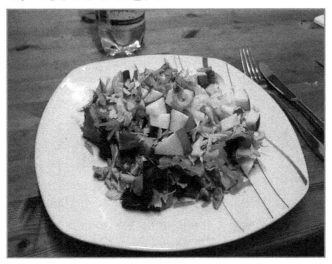

Portionen: 4

ZUTATEN

- 1 Kopf Römersalat
- 1 Kopf Radicchio
- 1 m.-groß   Karotte
- 1 m.-groß   Petersilienwurzel
- Apfel, rot
- Avocados)
- Schalotte (Substantiv)
- 12 ..   Walnüsse
- Für das Dressing:
- Kalk (Substantiv)

- 1 EL Apfelessig
- 3 EL Olivenöl
- 1 EL Walnussöl
- 1 EL Senf
- Kokosblütenzucker
- Salz und Pfeffer, schwarz, aus der Mühle

VORBEREITUNG

Für das Dressing die Limette auspressen und den Saft mit Essig, Öl, Senf, Zucker, Salz und Pfeffer mischen.

Salatköpfe abschneiden. Karotten- und Petersilienwurzel schälen und fein reiben. Apfel und Avocado in kleine Stücke schneiden. Die Schalotten in feine Ringe schneiden. Die Walnüsse in kleine Stücke schneiden.

Teilen Sie das Dressing in vier große Einmachgläser. Dann schichten Sie den Salat in dieser Reihenfolge: Walnüsse, Schalotten, Avocado, Apfel, Petersilienwurzel, Karotte, grüner Salat.

Der Salat im Glas kann drei bis vier Tage im Kühlschrank aufbewahrt werden

Dinkelbrot ohne Hefe

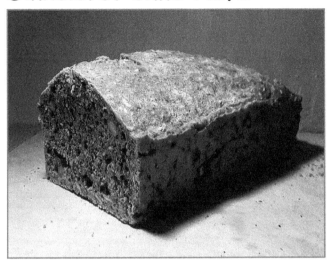

Portionen: 1

ZUTATEN

- 500 g Dinkelmehl Typ 630
- $\frac{1}{2}$ TL   Salz-
- $\frac{1}{2}$ Liter   Wasser, lauwarm
- 1 Teelöffel   Brotgewürzmischung
- 1 pck. Zahnstein Backpulver
- 100 g Leinsamen
- 100 g Kürbiskerne
- Olivenöl für die Backform

VORBEREITUNG

Mischen Sie das Mehl mit dem Zahnstein Backpulver.
Dann Salz, Brotgewürze, Leinsamen und Kürbiskerne

untermischen. Zum Schluss das lauwarme Wasser hinzufügen und von Hand kneten.

Eine Laibpfanne mit etwas Olivenöl einfetten und den Teig einfüllen. Bürsten Sie die Oberfläche des Teigs mit etwas Wasser, um ihn schön knusprig zu machen.

In den kalten Ofen stellen und 60 Minuten bei 200 ° C von oben / unten erhitzen.

Der gleiche Teig kann auch für köstliche Dinkelbrötchen verwendet werden, beispielsweise mit Sonnenblumenkernen.

BROCCOLI-SUPPE MIT KOKOSNUSSMILCH

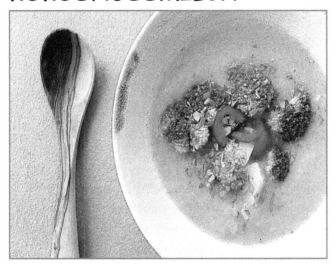

Portionen: 4

ZUTATEN

- Brokkoli
- 3 m groß   Kartoffel
- Rote Paprika)
- Zwiebel (Substantiv)
- 400 ml Kokosmilch
- 1 EL   Olivenöl
- Salz und Pfeffer
- n. B. B. Chili
- n. B. B. Kräuter z. B. Petersilie

VORBEREITUNG

Zuerst das Gemüse waschen, schälen und schneiden.

Die Zwiebelstücke in etwas Öl schmoren. Kartoffeln und Paprika dazugeben und mit etwas Wasser ablöschen. Stellen Sie den Herd auf niedrige Hitze und legen Sie den Brokkoli mit den Kartoffeln. Decken Sie alles mit dem Deckel ab und kochen Sie, bis die Kartoffelstücke weich sind, was ungefähr 15-20 Minuten dauert. Zum Schluss die Kokosmilch hinzufügen. Suppe pürieren und mit Salz und Pfeffer würzen.

Die Brokkolisuppe mit Kräutern und Chili servieren.

Tipps:

Ich mag es immer noch, etwas in die Suppe zu beißen, und ich püriere die Suppe nur ein wenig oder nehme ein paar Brokkoli-Stücke beiseite und lege sie zum Servieren wieder auf die Suppe.

Wenn Sie es etwas heißer mögen, können Sie es mit Chili servieren.

Muskatnuss passt auch hervorragend zu dieser Suppe.

Sie können auch Sahne anstelle von Kokosmilch verwenden.

PILZ UND BROCCOLI-WANNE

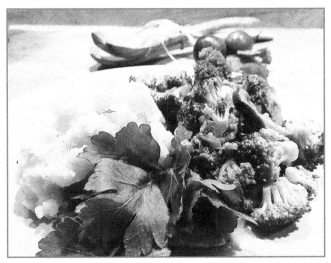

Portionen: 2

ZUTATEN

- 1 Schuss   Rapsöl
- 1 m.-groß   Zwiebel (n), rot
- 500 g Brokkoli
- 400 g Pilze
- 150 ml Mandelmilch (Mandelgetränk)
- 2 TL, gehäuft Kastanienmehl
- 1 Teelöffel   Gemüsebrühe, gemasert
- n. B. B. Cayenne Pfeffer
- Möglicherweise. Salz-

VORBEREITUNG

Den Brokkoli in kleine Röschen teilen, die holzige Rinde vom Stiel entfernen und in kleine Stücke schneiden. Die Pilze in nicht zu dünne Scheiben schneiden. Zwiebel würfeln.

Den Brokkoli in der Mikrowelle gemäß den Anweisungen des Herstellers kochen (900 Watt = 5 Minuten für mich).

In der Zwischenzeit das Öl in einer großen beschichteten Pfanne erhitzen, die Zwiebel durchscheinend werden lassen und die Pilze anbraten. Mit granulierter Brühe und Cayennepfeffer würzen (mit dem Cayennepfeffer muss man sich zurechtfinden). Setzen Sie keinen Deckel auf, sonst ziehen die Pilze zu viel Wasser.

Die Hälfte der Mandelmilch zu den Pilzen geben. Den Brokkoli ohne Kochwasser unter die Pilze heben.

Das Kastanienmehl mit dem Rest der Mandelmilch mischen und in die Pilzpfanne rühren. Nehmen Sie das Feuer ab und fügen Sie möglicherweise Salz hinzu, wenn Sie möchten.

Kann als Hauptgericht oder als Gemüsebeilage genossen werden.

CURRY COCONUT CARROT HERB

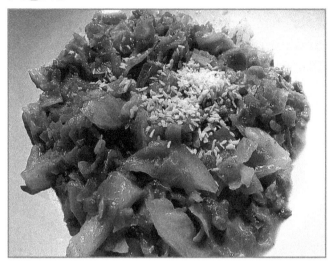

Portionen: 2

ZUTATEN

- 6 m groß Schneiden Sie die Karotte (n) in grobe Julienne
- $\frac{1}{4}$ Kopf Weißkohl fein schneiden
- 2 Zwiebel (n) fein schneiden
- 1 EL   Kokosnussöl
- 200 ml Kokosmilch, cremig
- 3 TL   Curry Paste, gelb
- 2 Teelöffel   Kokosraspeln
- Salz-

VORBEREITUNG

Mischen Sie die Kokoscreme mit der Curry-Paste, bis sie glatt ist.

Lassen Sie die Zwiebeln in Öl durchscheinend werden. Karotten anbraten. Den Weißkohl unterheben und die Kokosmilch-Curry-Mischung darauf verteilen, den Deckel aufsetzen und bei schwacher Hitze kochen.

Drücken Sie das Kraut nach ca. 10 Minuten weiter nach unten. Kokosflocken darüber streuen und 10-20 Minuten kochen lassen, bis der gewünschte Biss erreicht ist, alles mischen und mit Salz abschmecken.

KARTOFFEL UND BROCCOLI STEW

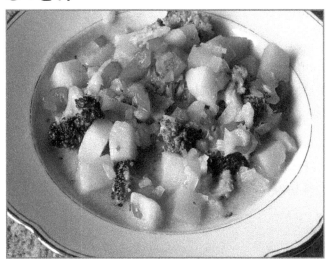

Portionen: 2

ZUTATEN

- 1 Schuss   Öl
- 1 groß Zwiebel (n), fein gewürfelt
- 6 klein Kartoffel (n), möglicherweise mehr
- 1 Kopf Brokkoli, ca. 500 g
- 2 groß Spitzpaprika, rote oder Paprika
- 300 ml Mandelmilch (Mandelgetränk)
- 200 ml Gemüsebrühe
- 2 Teelöffel   Sambal Oelek

VORBEREITUNG

Teilen Sie den Brokkoli in kleine Röschen, verwenden Sie auch die Stiele und den Stiel. Kartoffeln schälen und würfeln. Entfernen Sie die Samen von den Paprikaschoten und schneiden Sie sie in kleinere Würfel.

Das Öl in einem großen Topf erhitzen und die Zwiebeln anbraten. Die Kartoffelwürfel einige Minuten braten und dann das restliche Gemüse hinzufügen.

Mandelmilch und Gemüsebrühe einfüllen und Sambal Oelek unterrühren. Seien Sie vorsichtig damit, fühlen Sie sich bei Bedarf bis zur Schärfe.

RADI UND KOHLRABI IN HEISSER SAUCE

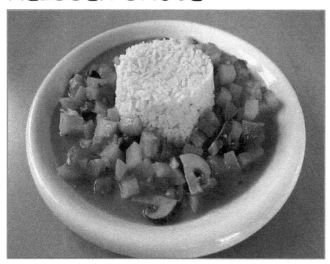

Portionen: 2

ZUTATEN

- 1 groß Zwiebel (n), fein gewürfelt
- 2 Knoblauchzehe (n), fein gewürfelt
- 1 EL Kokosnussöl
- 250 g Rettich (e) (Radi), weiß
- 250 g Kohlrabi, für mich war es eine Rübe
- 80 g Tomate (n) (Snack-Tomaten, weiche Tomaten)
- 150 ml Kokosmilch, cremig
- 1 Teelöffel Curry Paste, rot
- Möglicherweise. Salz-

VORBEREITUNG

Radieschen und Kohlrabi in Würfel schneiden.
Schneiden Sie die Snack-Tomaten in kleine Stücke oder
pürieren Sie sie mit einem Stabmixer. Rühren Sie die
Curry-Paste in die Kokosmilch.

In einer Pfanne oder einem Topf, der auf einen Deckel
passt, das Kokosöl erhitzen und zuerst die Zwiebeln und
dann den Knoblauch durchscheinend werden lassen.
Fügen Sie die Kohlrabi-Würfel hinzu und setzen Sie den
Deckel auf. Machen Sie dasselbe mit den
Rettichwürfeln nach 2 - 3 Minuten. Nach weiteren 2 - 3
Minuten die Kokosmilchmischung und die Snack-
Tomaten unterheben. Reduzieren Sie die Temperatur
erheblich und lassen Sie sie bei geschlossenem Deckel
köcheln, bis sie fest ist. Möglicherweise Salz auf dem
Teller.

Für mich ist das ein Hauptgericht.

Gurkensalat mit frischer Münze

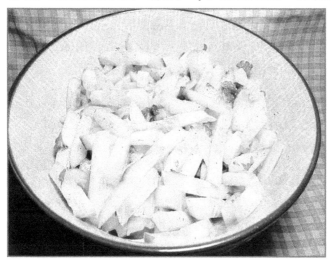

Portionen: 2

ZUTATEN

- 1 groß Salatgurke (n) oder Schlangengurke
- 5 Stiele   Minze, frisch
- 1 Schuss   Öl
- Zitrone (n), davon der Saft
- n. B. B. Salz und Pfeffer
- 1 Spritzer   Flüssiger Süßstoff oder ein
  Süßstoff Ihrer Wahl

VORBEREITUNG

Waschen Sie die Gurke und schneiden Sie sie in eine beliebige Form (für mich waren es feine Stifte - Julienne-Einsatz im Gurkenschneider).

Waschen Sie die Minze und schneiden Sie sie in hauchdünne Streifen. Die oberen Stiele können ebenfalls enthalten sein. Wenn Sie Minze nicht so sehr mögen oder keine Erfahrung damit haben, fühlen Sie sie bitte am Stiel. Drücken Sie die Zitrone aus.

Die ersten vier Zutaten in einer Schüssel mischen und mit Salz und Pfeffer würzen. Vielleicht mit Süßstoff süßen oder was auch immer Sie nehmen möchten.

Ich habe den Salat frisch gekleidet gegessen, daher kann ich Ihnen keine Informationen darüber geben, wie er nach Stunden schmeckt. In jedem Fall wird er viel Flüssigkeit gezogen haben.

KICHERERBSENSALAT

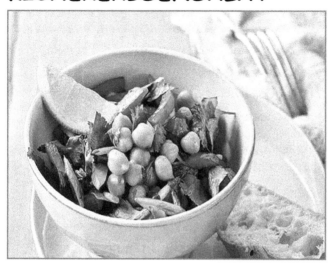

Portionen: 1

ZUTATEN

- 1 Dose Kichererbsen, 425 ml
- Rote Paprika)
- 1 EL   Zitronensaft
- 1 EL   Öl, geschmacklos
- Frühlingszwiebeln)
- $\frac{1}{4}$ TL   Kurkuma
- 1 Prise (n) Chilipulver
- $\frac{1}{4}$ TL   Salz-
- $\frac{1}{4}$ TL Kreuzkümmel
- $\frac{1}{4}$ TL Garam Masala
- 1 Prise Paprikapulver, heiß wie Rose

VORBEREITUNG

Paprika waschen und in mundgerechte Stücke schneiden, Frühlingszwiebeln putzen und in dünne Ringe schneiden. Mischen Sie die Kichererbsen mit der Sauce (sonst ist es zu trocken), Zitronensaft, Öl, Paprika, Frühlingszwiebeln und Gewürzen. Bereiten Sie den Abend vorher idealerweise so vor, dass die Gewürze durchdringen können.

Perfekt für die Mittagspause. Es wird dich füllen und es wird eine lange Zeit dauern. Der Salat erwärmt sich mit den Gewürzen - perfekt für den Winter.

Das Öl kann auch weggelassen werden. Wenn Sie es mögen, können Sie frischen, gehackten Koriander hinzufügen.

Die Gesamtmenge des Kichererbsensalats wird als Portion zur Berechnung der Kalorien angegeben.

KARTOFFELWANNE MIT LEEK

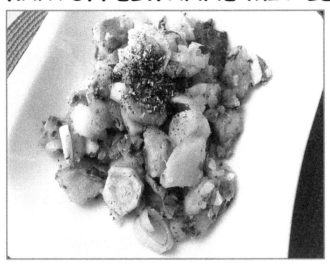

Portionen: 2

ZUTATEN

- 350 g Kartoffel (n), geschält und gewogen
- 3 EL   Öl oder etwas anderes
- 1 m.-groß   Zwiebel (n), rot, fein gewürfelt
- 1 Stock / n   Lauch
- n. B. B. Salz-

VORBEREITUNG

Schneiden Sie die Kartoffeln in kleine Würfel. Den
Lauch längs teilen und waschen. Dann die Hälften
wieder längs teilen und in kurze Streifen schneiden.

In einer Pfanne mit Deckel das Fett erhitzen und die
Zwiebeln anbraten. Fügen Sie die Kartoffelwürfel hinzu

und braten Sie sie, indem Sie sie mehrmals wenden. Es können sich geröstete Aromen entwickeln. Den Lauch einfüllen und weiterrühren / wenden. Wenn die Kartoffeln immer noch zu viel Biss haben, setzen Sie den Deckel auf und beenden Sie das Kochen bei niedriger Temperatur. Nach Bedarf salzen.

Die Kartoffelpfanne kann als Hauptgericht oder als Beilage gegessen werden.

Hinweis: Die Garzeit hängt von der Größe der Kartoffelwürfel ab.

PUFF PASTRY QUICHE MIT BROCCOLI UND CAMEMBERT

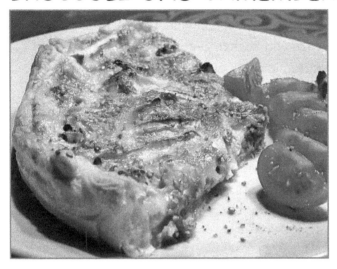

Portionen: 6

ZUTATEN

- 1 pck. Blätterteig aus dem Kühlregal
- 600 g Brokkoli oder Blumenkohl, Mangold oder Spinat
- 200 g Camembert (s)
- 200 ml Sahne
- 1 Prise Muskatnuss
- 2 Eier)
- Salz und Pfeffer

VORBEREITUNG

Legen Sie den Blätterteig in eine Springform. Den Backofen auf 180 ° C vorheizen. Den Brokkoli waschen und in kleine Röschen schneiden.

Geben Sie etwas Wasser in einen Topf, fügen Sie den Brokkoli hinzu und kochen Sie ihn bei mittlerer Hitze etwa 5 Minuten lang. In ein Sieb gießen, abtropfen lassen und auf dem Teig verteilen. Den Käse in dünne Scheiben schneiden und dekorativ auf den Brokkoli legen.

Die Sahne mit den Eiern und Gewürzen verquirlen und über Brokkoli und Käse gießen. Dann auf dem mittleren Rost ca. 40 - 45 Minuten goldbraun backen.

Wenn Sie möchten, können Sie den Brokkoli auch durch anderes Gemüse ersetzen (z. B. frischen Spinat - dann aber 1 kg Mangold oder Blumenkohl). Wenn Sie Camembert nicht mögen, können Sie auch Feta-Käse verwenden, dann bekommt die Quiche eine ganz andere Note und das Gericht ist immer noch sehr einfach. Dazu passt ein Basissalat mit Zitronendressing.

KAROTTEN UND PFEFFER IN EINER ZITRONEN- UND KOKOSNUSS-SAUCE

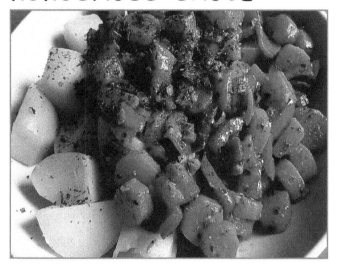

Portionen: 1

ZUTATEN

- 1 EL   Öl
- 1 m große Zwiebel (n), fein gewürfelt
- 250 g Karotte (n), geschält, gewogen, gewürfelt
- 150 g Paprika, hellgrün
- 1 EL   Zitronensaft
- 2 EL, gehäuft Kokosmilch, cremig
- 4 TL   Koriander
- 1 Prise Salz
- Möglicherweise. Süßstoffe

VORBEREITUNG

Zwiebel und Karotten schälen und in kleine Würfel schneiden. Paprika waschen, Rippen und Samen entfernen und in kleine Würfel schneiden.

In einer Pfanne oder einem Topf, der auf einen Deckel passt, das Öl bei mittlerer Hitze erhitzen und die Zwiebeln durchscheinend werden lassen. Gießen Sie die gewürfelten Karotten hinein und schließen Sie den Deckel.

Wenn die Karotten noch beißen, einmal umrühren und die Paprika hinzufügen. Wieder vertuschen.

Zitronensaft und Kokosmilch glatt rühren und unter das Gemüse rühren. Bei geschlossenem Deckel auf die gewünschte Festigkeit kochen. Koriander einrühren und mit Salz und eventuell Süßstoff abschmecken. Ich habe dafür Kokosblütenzucker verwendet.

Für mich ist dies ein Hauptgericht, es reicht sicherlich als Beilage für 2 Personen

FE-MÖ-STA KOKOSNUSS-CURRY

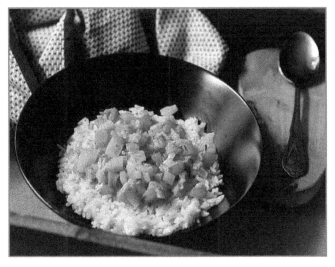

Portionen: 3

ZUTATEN

- 1 Schuss   Rapsöl
- Gehackte Zwiebeln
- 1 cm   Ingwer, fein gewürfelt
- Fenchel, klein. Gewürfelt (ca. 300 g)
- 300 g Karotte (n), gereinigt und gewogen
- 5 Stangen / n Sellerie, gereinigt (ca. 250 g)
- 200 ml Kokosmilch, cremig
- 2 TL, gehäuft Curry Paste, gelb
- Petersilie oder Koriander
- Salz-

VORBEREITUNG

Karotten und Sellerie wie die Fenchelknolle würfeln, die Größe liegt bei Ihnen, die Garzeit hängt davon ab.

Das Öl in einem Topf erhitzen, die Zwiebeln zuerst anschwitzen und dann den Ingwer hinzufügen. Als erstes Gemüse die Karotten braten und den Deckel ca. 2 Minuten aufsetzen. Machen Sie dasselbe mit dem Fenchel und dem Sellerie. In der Zwischenzeit die Kokosmilch mit der Curry-Paste glatt rühren. Fügen Sie die Milchmischung zum Gemüse hinzu und reduzieren Sie die Hitze, köcheln Sie bis zum gewünschten Kochpunkt. Zum Schluss die gehackten Kräuter unterheben.

Ich persönlich gebe nur Salz auf den Teller, aber Sie können es tun, wie Sie möchten.

Das Gericht reicht für 3-4 Personen, je nachdem, ob es als Hauptgericht, wie bei mir oder als Gemüsebeilage gegessen wird.

AVOCADO SALSA MIT JACKE KARTOFFELN

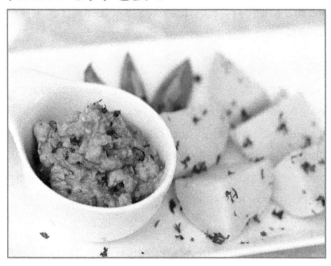

Portionen: 2

ZUTATEN

- 8 Kartoffeln, wachsartig, je nach Appetit
- Salzwasser
- 2 Avocado (n), reif
- Zitrone (n), Saft davon
- Schalotte (Substantiv)
- ½ Chili-Pfeffer, grüner oder etwas Cayennepfeffer
- Tomate (n), reif
- 2 Zweigstelle (n)   Koriandergrün
- etwas Petersilie, Plain oder Schnittlauch

- Salz und Pfeffer

VORBEREITUNG

Kochen Sie die Kartoffeln in Salzwasser. Je nach Kartoffelsorte kann die Haut auf den Kartoffeln bleiben.

Die Avocados schälen und mit einer Gabel zerdrücken. Schalotte und Tomate in feine Würfel schneiden. Schneiden Sie auch die Chili und Kräuter in kleine Stücke. Dann alles zusammen mischen und mit Salz, Pfeffer und dem Saft einer Zitrone (oder weniger, nach Geschmack) würzen. Mit den Kartoffeln als Dip servieren.

Eine sehr leckere alkalische Alternative zum Quark-Dip! Die Avocado-Salsa schmeckt auch hervorragend als Aufstrich.

BUNTE PFEFFER MIT GINGER COCONUT MILCH

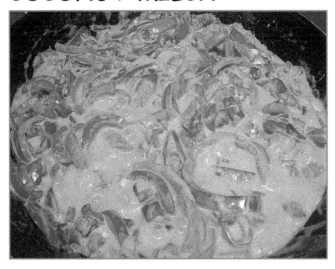

Portionen: 1

ZUTATEN

- 150 g Spitzpfeffer, rot
- 150 g Spitzpfeffer, grün
- 150 g Spitzpfeffer, weiß
- 1 Teelöffel   Kokosnussöl
- 1 klein Zwiebel (Substantiv)
- 1 groß Knoblauchzehen)
- 100 ml Kokosmilch, cremig
- 1 Teelöffel   Kokosnussmehl
- 1 Prise (n)   Salz-
- 1 cm   Ingwer, ca. 10 g

VORBEREITUNG

Paprika waschen, entkernen und in dünne Streifen schneiden. Die Zwiebel einmal halbieren und in dünne Scheiben schneiden. Knoblauch und Ingwer fein würfeln.

Das Kokosöl in einer Pfanne oder einem Topf erhitzen und die Zwiebeln durchscheinend werden lassen.

Fügen Sie den Knoblauch und den Ingwer hinzu und lassen Sie sie kochen. Dann die Pfefferstreifen hinzufügen und einige Minuten einrühren. Reduzieren Sie die Hitze, gießen Sie die Kokosmilch hinein und kochen Sie sie bei geschlossenem Deckel einige Minuten lang erneut. Die resultierende Flüssigkeit kann entweder bei geöffnetem Topf gekocht werden oder Sie sind ungeduldig wie ich und binden die Sauce mit 1 Teelöffel Kokosmehl. Salze nach Geschmack.

Ausreichend als Beilage für zwei Personen. Für mich ist dies ein Hauptgericht, das ich alleine esse.

FRANZÖSISCHE BOHNEN IN WÜRZIGER KOKOSNUSSCREME

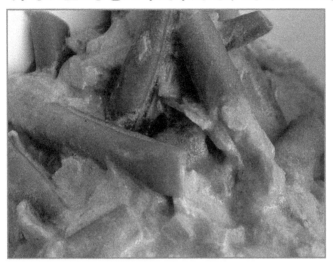

Portionen: 2

ZUTATEN

- 500 g Französische Bohnen
- 100 ml Kokosmilch, cremig
- 1 m.-groß   Zwiebel (n), fein gehackt
- 2 TL, gehäuft Gemüsebrühe
- 1 Teelöffel, gehäuft Paprikapulver, mittel heiß
- 1 EL, gehäuft Tomatenmark

VORBEREITUNG

Waschen Sie die Bohnen und schneiden Sie beide Enden ab, möglicherweise in kurze Stücke geschnitten. Gießen

Sie die Kokosmilch in einen Topf und rühren Sie das Paprikapulver, die Zwiebeln, die Tomatenmark und die Gemüsebrühe ein. Fügen Sie die Bohnen hinzu und lassen Sie sie kurz kochen. Rühren, mit einem Deckel abdecken und bei niedriger Temperatur köcheln lassen, bis die gewünschte Festigkeit erreicht ist.

Als Beilage reicht dies für 2 Personen, für mich ist dies ein Hauptgericht.

BROCCOLI IN MANDELMILCH

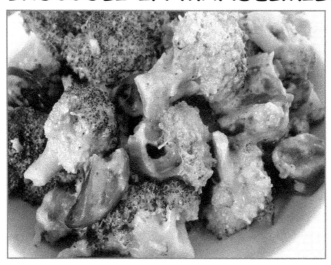

Portionen: 2

ZUTATEN

- 500 g Brokkoli
- 100 ml Mandelmilch (Mandelgetränk)
- 1 Handvoll   Mandel (n), süß, in Scheiben geschnitten
- 1 Prise (n)   Salz-

VORBEREITUNG

Teilen Sie den Brokkoli in wirklich kleine Röschen, befreien Sie den Stiel von der harten Schale und schneiden Sie ihn ebenfalls in kleine Stücke.

Gießen Sie in einer breiten Pfanne mit Deckel genügend Mandelmilch ein, bis der Boden gut bedeckt ist. Die

Spezifikation 100 ml kann je nach Größe der Pfanne variieren, es kann auch mehr sein. Dann den Brokkoli und die Mandeln hinzufügen und den Deckel aufsetzen. Kochen Sie es einmal und reduzieren Sie dann die Hitze massiv und kochen Sie den Brokkoli, bis er bissfest ist.

Salz am Ende.

KOHLRABI LEAF FOAM SOUP

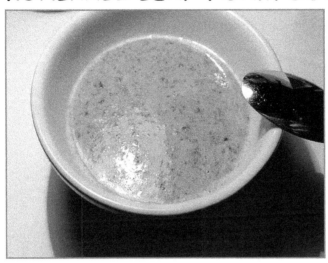

Portionen: 2

ZUTATEN

- 4 groß Kohlrabi-Blätter mit Stiel, an der Knolle abgeschnitten
- 300 ml Pflanzenmilch (Pflanzengetränk), Sorte nach Wunsch
- 1 EL   Öl
- 1 Teelöffel   Gemüsebrühe, granuliert
- n. B. B. Salz-

VORBEREITUNG

Die Kohlrabiblätter waschen und fein hacken. Das Öl in einem Topf erhitzen und die Blattstreifen angreifen lassen. Mit der Gemüsemilch ablöschen und die Brühe unterrühren. Drehen Sie die Temperatur herunter und köcheln Sie einige Minuten bei geschlossenem Deckel. Immer wieder umrühren, damit die Milch nicht verbrennt.

Zum Schluss die Suppe mit einem Stabmixer aufschäumen. Möglicherweise nach Bedarf salzen.

HOKKAIDO PFEFFERTOPF

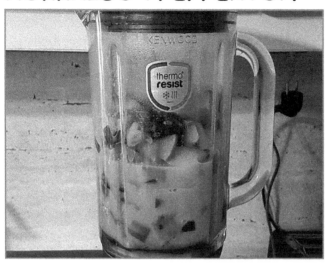

Portionen: 2

ZUTATEN

- 500 g Hokkaido Kürbis (se), ausgehöhlt gewogen
- 200 g Paprika oder spitze Paprika, rot
- 1 Haufen   Verwenden Sie die Frühlingszwiebeln, auch die grünen
- 1 EL   Öl oder Ghee oder Butter
- 1 Stück   Ingwer
- 200 ml Kokosmilch, cremig
- 1 Teelöffel   Curry
- $\frac{1}{2}$ TL   Kreuzkümmel
- 1 Prise Cayenne-Pfeffer, möglicherweise mehr
- Möglicherweise. Salz-

VORBEREITUNG

Den Hokkaido in mundgerechte Stücke schneiden. Paprika in kleine Würfel schneiden.

Den Lauch in Ringe schneiden und den Ingwer reiben oder fein würfeln.

Das Fett in einem Topf erhitzen und den Kürbis unter Rühren braten. Fügen Sie den Lauch und den Ingwer hinzu. Temperatur deutlich reduzieren. Mit der Kokosmilch ablöschen und weiter kräftig umrühren. Pfefferwürfel einrühren.

Fügen Sie alle Gewürze hinzu und kochen Sie bei geschlossenem Deckel auf die gewünschte Festigkeit.

Wenn Sie möchten, können Sie Salz hinzufügen.

CELERIAC UND KAROTTENWANNE MIT CURRY COCONUT MILCH

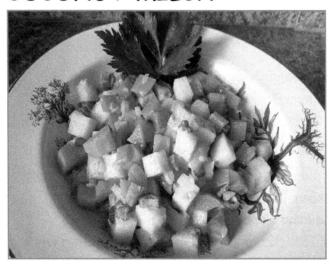

Portionen: 2

ZUTATEN

- 1 EL   Kokosnussöl
- 1 klein Zwiebel (n), fein gewürfelt
- 2 m.-groß   Knoblauchzehe (n), fein gewürfelt
- 3 cm   Ingwer, fein gewürfelt
- 1 TL, geebnet Curry-Paste, zB B. gelb
- 330 g Knollensellerie, gereinigt und gewogen
- 330 g Karotte (n), geschält und gewogen
- 100 ml Kokosmilch, cremig
- 4 Stiele   Sellerie grün, zart

VORBEREITUNG

Die Selleriestangen in feine Ringe schneiden. Sellerie und Karotten in gleiche Würfel schneiden. Die Größe der Würfel bestimmt die Garzeit.

In einer beschichteten Pfanne das Öl bei mittlerer Hitze erhitzen.

Zwiebeln, Knoblauch und Ingwer dazugeben und bei geschlossenem Deckel einige Minuten kochen lassen. Dann die Curry-Paste einrühren und bei geschlossenem Deckel einige Minuten köcheln lassen.

Lassen Sie das Kondenswasser immer in die Pfanne zurückfließen. Die Karotten einrühren und durchscheinend werden lassen. Zum Schluss die Selleriestücke dazugeben und bei geschlossenem Deckel kochen, bis die gewünschte Festigkeit erreicht ist. Gelegentlich umrühren.

Kurz vor Ende der Garzeit die Kokosmilch einrühren und die Sellerieringe unterheben.

Persönlich musste ich kein Salz hinzufügen, das liegt bei Ihnen.

Für mich war dies ein Hauptgericht, natürlich kann es auch als Beilage serviert werden.

HEARTY STEW

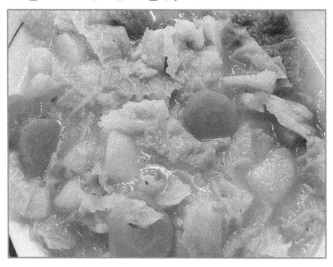

Portionen: 4

ZUTATEN

- 500 ml Wasser
- 1 kleiner   Wirsing
- 6 groß Kartoffel
- 3 Karotte
- Kohlrabi mit Blättern
- 1 Stock / n   Lauch
- Gehackte Zwiebeln
- 2 EL   Butter
- 1 Würfel   Gemüsebrühe
- Etwas Meersalz
- Pfeffer

- Wildkräuter, gehackte Brennnessel,
  Spitzwegerich, Löwenzahn zum Garnieren

VORBEREITUNG

Die Zwiebeln in der Butter in einem großen
Edelstahltopf durchscheinend dünsten. Das restliche
Gemüse waschen, in kleine Stücke schneiden und zu den
Zwiebeln geben. Fügen Sie das Wasser hinzu und
kochen Sie alles für ungefähr 15 Minuten. Mit Salz und
Pfeffer und dem Gemüsebrühwürfel würzen.

Vor dem Servieren mit den Kräutern garnieren.

CREAMY, HOT CARROT UND RADISH VEGETABLES

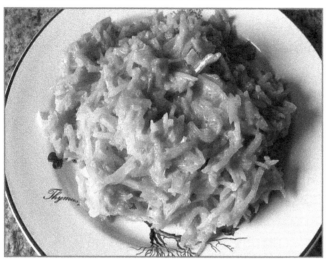

Portionen: 1

ZUTATEN

- 1 EL   Öl
- 230 g Rettich (e), weiß, gewogen gereinigt
- 230 g Karotte (n), geschält und gewogen
- 1 TL, geebnet Curry Paste, grün, vorsichtig nähern
- 50 ml Kokosmilch, Creme- oder Mandelcreme oder andere Creme auf pflanzlicher Basis

VORBEREITUNG

Den Rettich quer halbieren und wie die Karotten auf dem Gemüseschneider in dünne Julienne schneiden.

Das Öl in einem Topf erhitzen, die Curry-Paste einrühren und verflüssigen. Dann das Gemüse hinzufügen und kräftig umrühren. 1 - 2 Minuten braten, dabei häufig wenden. Reduzieren Sie die Hitze und setzen Sie einen Deckel auf. Dämpfen Sie bis kurz vor dem Garpunkt, was nicht lange dauert, da es sich um kleine Stäbchen handelt. Nach und nach Kokosmilch oder Pflanzencreme einrühren. Nicht zu viel, das Gemüse sollte nur eingewickelt und nicht ertrunken werden. Lassen Sie es kurz kochen und dann ist es fertig.

Die Mengen für Radieschen und Karotten kamen rein zufällig.

Vegetarier können natürlich auch normale Sahne verwenden.

Karotten- und Rote-Bete-Salat

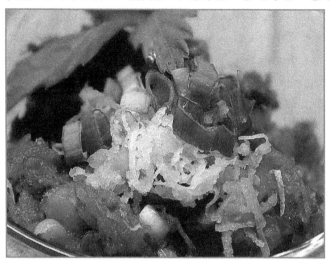

S.

Portionen: 8

ZUTATEN

- 700 g Karotte (n) (ca. 7 Stück)
- 400 g Knollensellerie (ca. 1/4)
- 180 g Rote Beete (ca. 2 Stück)
- 300 g Paprika (ca. 3 Stück)
- 3   Frühlingszwiebeln)
- 4 m.-groß   Tomaten)
- Zitrone (n), der Saft davon
- Kräuter, frisch, gehackt (Petersilie, Dill usw.)
- 2 EL   Olivenöl
- Gewürze (Salz, Pfeffer, Paprika, etwas Honig (anstelle von Zucker)) nach Geschmack

VORBEREITUNG

Waschen und reinigen Sie das Gemüse. Karotten, Sellerie und Rote Beete mit der Handreibe oder mit der Küchenmaschine mit einer Reibe in kleine Streifen reiben. In eine große Schüssel geben. Paprika und Tomaten in kleine Würfel schneiden, die Frühlingszwiebeln in dünne Ringe schneiden und alles mit den gehackten Kräutern in die Schüssel geben.

Drücken Sie den Saft einer Zitrone aus und mischen Sie ihn gut mit Olivenöl, Honig und Gewürzen. Zum Gemüse geben, gut umrühren und ziehen lassen.

1 Portion, 300 g, enthält 221 kcal, Protein, 5 g, Fett, 15 g, Kohlenhydrate 12 g

Anmerkungen:

Der Salat kann mehrere Tage im Kühlschrank aufbewahrt werden, daher lohnt es sich, diese Menge zuzubereiten. Die Mengen an Gemüse sind nur Richtwerte, sie können variiert werden, andere Gemüsesorten können je nach Geschmack oder Verfügbarkeit hinzugefügt oder weggelassen werden. Je natürlicher (biologisch) das Gemüse ist, desto besser. Supermarktwaren sind ebenfalls möglich, müssen aber besonders gut gereinigt und gewaschen werden.

ROTER KOHL MIT KOKOSNUSSBUTTER

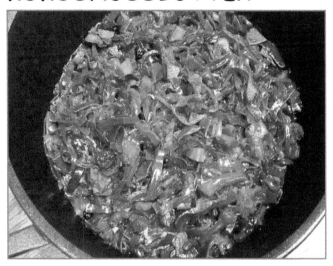

Portionen: 3

ZUTATEN

- 300 g Rotkohl
- 2 EL   Kokosnussöl
- 3 TL, gehäuft Mus, (Kokosnuss), ungesüßt
- $\frac{1}{2}$ TL   Salz-

VORBEREITUNG

Den Rotkohl fein schneiden oder in Scheiben schneiden.
Das Fett erhitzen und entweder die Kokosnuss sofort
einrühren oder später unter den Kohl heben. Fügen Sie
den Rotkohl hinzu und dämpfen Sie ihn vorsichtig mit

geschlossenem Deckel. Gut salzen, immer wieder kräftig umrühren und den Deckel immer geschlossen halten. Auf die gewünschte Festigkeit kochen. Wenn nötig, heben Sie jetzt die Kokosnuss unter den Kohl.

NUTTY KOHLRABI

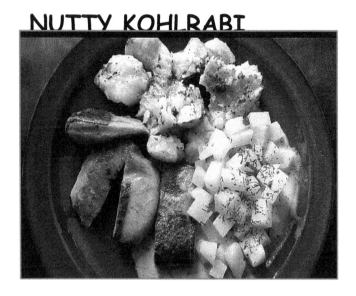

Portionen: 2

ZUTATEN

- 1 groß Kohlrabi
- 1 Schuss   Öl
- 100 ml Gemüsebrühe
- $\frac{1}{2}$ TL   Petersilie, getrocknet
- $\frac{1}{2}$ TL   Dill, getrocknet
- 4 TL   Mandelbutter oder Haselnussbutter
- 1 Prise (n)   Salz-

VORBEREITUNG

Kohlrabi schälen und in Würfel schneiden. Die Kohlrabi-
Würfel in einer Pfanne oder einem Topf in Öl anbraten,
mit der Gemüsebrühe ablöschen und bei reduzierter

Hitze al dente kochen. Kurz vor Ende der Garzeit die Kräuter darüber streuen, einrühren und einige Minuten köcheln lassen. Mandelbutter einrühren und nach Bedarf mit Salz abschmecken.

GRÜN-WEISS-ORANGE-
WANNE MIT GINGER

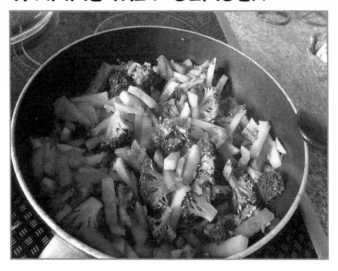

Portionen: 2

ZUTATEN

- 1 Schuss   Öl
- 1 m.-groß   Zwiebel (n), fein gewürfelt
- 3 cm   Ingwer (12 - 15 g), gereinigt und gewogen
- 220 g Karotte (n), geschält und gewogen
- 220 g Kartoffel (n), geschält und gewogen
- 200 g Brokkoli, gereinigt und gewogen
- 1 Teelöffel, gehäuft Brühe, granuliert oder
  "Wundergewürz"

VORBEREITUNG

Den Brokkoli in kleine Röschen teilen, den Stiel schälen und in kleine Stücke schneiden. Scheiben schneiden. Den Ingwer in kleine Würfel schneiden. Schneiden Sie die Karotten und Kartoffeln mit dem Gemüseschneider (Einstellung "Pommes Frites").

In einer Pfanne mit Deckel das Öl erhitzen und die Zwiebeln durchscheinend werden lassen.

Dann fügen Sie den Ingwer hinzu und wenn es anfängt zu riechen, fügen Sie die Karotten hinzu. Bei geschlossenem Deckel ca. 2 Minuten gehen lassen. Fügen Sie dann die Kartoffeln hinzu, drehen Sie die Temperatur auf die Hälfte und setzen Sie den Deckel wieder auf. Testen Sie nach ca. 5 Minuten, wie fest die Kartoffeln sind, und fügen Sie zuerst die Brokkoli-Stielscheiben und dann die Röschen hinzu. Rühren, würzen und den Deckel weiter aufsetzen. Lassen Sie das Kondenswasser zum Gemüse ablaufen. Auf die gewünschte Festigkeit dämpfen.

Es gibt fast keine Flüssigkeit auf diesem Teller. Wenn Sie dies möchten, müssen Sie etwas Wasser hinzufügen. Möglicherweise Salz auf dem Teller.

Für mich ist dies ein Hauptgericht, aber es kann auch als Beilage dienen.

Sie müssen nicht so streng über die Mengen sein! Das waren meine Reste

GEBACKENE ÄPFEL

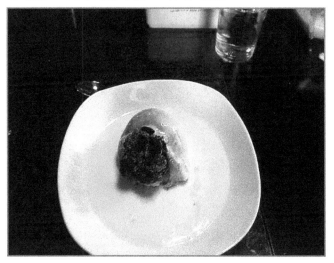

Portionen: 6

ZUTATEN

- 6 Äpfel
- 100 g Mandel (Substantiv)
- 100 g Rosinen
- n. B. B. Ahornsirup
- 1 Beutel / n   Puddingpulver (Puddingpulver)
- 1 Liter Milch
- 40 g   Zucker

VORBEREITUNG

Gießen Sie etwas kochendes Wasser über die Rosinen in einer Tasse, bis sie bedeckt sind, und lassen Sie sie stehen.

Bereiten Sie den Pudding vor - bitte nehmen Sie einen Liter Milch, es sollte Vanillesauce sein. Ansonsten wie auf der Packung zubereiten - also etwas kalte Milch entfernen, Pulver und Zucker darin auflösen, die Milch zum Kochen bringen und die Zucker-Pulver-Milch-Mischung in die kochende Milch gießen, gut umrühren und unbedingt abziehen die Kochplatte.

Waschen Sie die Äpfel, schneiden Sie die Hülle großzügig aus, damit ein Großteil der Füllung hineinpasst. Hacken Sie die Mandeln selbst oder verwenden Sie gemahlene Mandeln. Die Rosinen abtropfen lassen, gut abtropfen lassen und mit den gehackten Mandeln mischen, etwas Ahornsirup (alternativ flüssiger Honig) einfüllen, bis es leicht zu kneten ist. Gießen Sie die Mischung in die Äpfel, drücken Sie sie richtig ein, mit einem Berg, es wird wirklich lecker. Die Äpfel werden nun in eine Auflaufform oder einen anderen ofenfesten Behälter gegeben.

Gießen Sie etwas mehr Ahornsirup über die Äpfel (gibt ein tolles Aroma, wenn es fertig ist). Gießen Sie dann etwa die Hälfte der Vanillesauce in die Auflaufform (je nachdem, wie viel in die Auflaufform passt - seien Sie vorsichtig, die Sauce beginnt zu sprudeln, machen Sie sie nicht zu voll), geben Sie sie in den Ofen und bei 175 Grad für etwa 25-35 Minuten. Backen. Sie können erkennen, wann die Äpfel fertig sind, indem Sie sich die Schale des Apfels ansehen, der dann leicht glasig wird.

Servieren Sie die Äpfel, gießen Sie die Sauce aus der Auflaufform darüber und ggf. - falls dies nicht ausreicht - die restliche Sauce aus dem Topf und genießen Sie.

Es ist völlig einfach ohne Ahornsirup (die Masse ist auch ohne Ahornsirup leicht zu formen), die Vanillesauce in der Auflaufform wird durch Saft ersetzt, vorzugsweise Apfelsaft, falls erforderlich hausgemacht. Es gibt keine Sauce mit den Äpfeln, aber es schmeckt auch gut.

RAKETE - RADISCHER SALAT MIT FETA

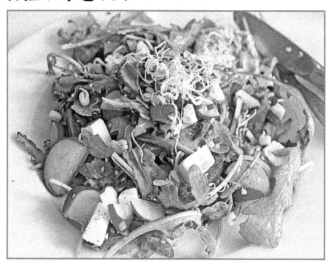

S.

Portionen: 4

ZUTATEN

- 1 Haufen   Rucola
- 1 Haufen   Rettich
- 1 klein Zwiebel (n), rot
- 125 g   Feta-Käse (dh 1/2 pck.) Oder Schafskäse
- 2 Teelöffel   Kapern
- 1 EL   Sonnenblumenkerne
- 1 klein Zitrone (n), Saft davon
- Olivenöl, Sonnenblumenöl oder Traubenkernöl
- Salz und Pfeffer

- n. B. B. Öl (Walnussöl)

VORBEREITUNG

Der Salat reicht für 4 Personen als Beilage oder Vorspeise, als leichte Mahlzeit reicht die Menge für 2 Personen.

Rucola aussortieren, grobe Stängel entfernen und Rucola in essbare Länge schneiden. Radieschen waschen und in dünne Scheiben schneiden. Zwiebel schälen, vierteln und in dünne Scheiben schneiden. Den Käse zerbröckeln und die Kapern einmal durchhacken. Alles in eine Schüssel geben und die Sonnenblumenkerne hinzufügen.

Das Öl und den Saft einer gepressten Zitrone zusammen schlagen und mit Salz und Pfeffer würzen. Um den nussigen Geschmack der Rucola zu unterstreichen, können Sie ein wenig Walnussöl einrühren.

Das Dressing gründlich mit dem Salat mischen und sofort servieren.

Ein Dressing aus Öl und Zitronensaft ist verdaulicher und gesünder als mit Essig und vor allem sehr frisch und eine große Abwechslung bei Sommersalaten.

EGGPLANT ALL SORTS À LA OPMUTTI

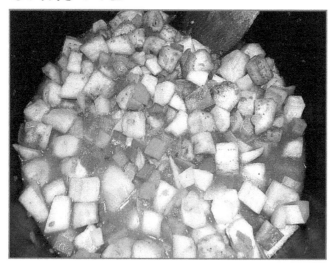

Portionen: 4

ZUTATEN

- Aubergine (n) (ca. 400 g) in ca. 1 - 2 cm Würfel
- Salz-
- 1 klein Gewürfelte Zucchini
- 3 m große Karotte (n), in kleine Stücke geschnitten
- 2 m große Kartoffel (n), fein gewürfelt
- Gehackte Zwiebeln
- Spitzpaprika, rot, gewürfelt
- Tomaten)

- 500 ml Gemüsebrühe, vegan, möglicherweise hausgemacht
- 1 Teelöffel Bockshornklee, gemahlen
- 1 Teelöffel Garam Masala
- 2 Teelöffel Currypulver
- Rapsöl

VORBEREITUNG

Entfernen Sie die Tomaten vom Stiel und pürieren Sie sie im Mixer. Die Auberginenwürfel salzen und eine Weile stehen lassen.

Gießen Sie den Boden einer großen Pfanne mit Öl und lassen Sie es heiß werden, schwitzen Sie die Zwiebeln darin, bis sie durchscheinend sind, und bestäuben Sie sie mit den Gewürzen. Dann die Karotten hinzufügen, umrühren, das Gleiche mit den Kartoffeln tun und die Tomaten hinzufügen. Kräftig umrühren, damit nichts brennt.

Füllen Sie die Gemüsebrühe nach und fügen Sie die Auberginen- und Zucchiniwürfel hinzu. Zum Schluss die Pfefferstücke unterrühren. Bei mittlerer Hitze kochen, bis die Karotten- und Kartoffelstücke zart sind.

Glasnudelpfanne schnell

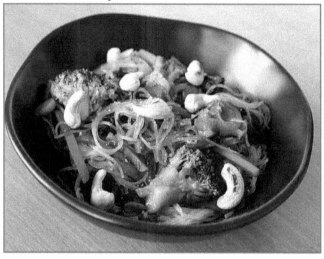

Portionen: 2

Zutaten

- 1 m große Zwiebel (Substantiv)
- 1 Stock / n Lauch
- 2 m große Karotte
- 1 Handvoll Brokkoliröschen
- 50 g   Glasnudeln
- 2 EL   Tamari-Sauce oder einfache, dunkle Sojasauce
- 2 EL   Ketjap Manis
- 1 EL   Kokosöl oder normales Öl
- 1 Handvoll Cashewnüsse, geröstet, optional

VORBEREITUNG

Zwiebel hacken und im Öl glasig dünsten. In der Zwischenzeit die Karotten in Julienne-Streifen und den Lauch in schmale Streifen schneiden. Die Glasnudeln in heißem Wasser einweichen. Die Karotten zu den Zwiebeln geben und etwas anbraten. Dann fügen Sie den Lauch, Tamari (oder die dunkle Sojasauce) und die Ketjap Manis hinzu. Fügen Sie nun den Brokkoli hinzu und kochen Sie ihn einige Minuten abgedeckt (je nachdem, wie fest das Gemüse sein soll).

Schneiden Sie die Glasnudeln in das Wasser, lassen Sie sie abtropfen und geben Sie sie in das Gemüse. Gut umrühren, damit sich die Saucen gut mit den Glasnudeln kombinieren lassen und dann servieren.

Das Rezept ist für zwei Füllportionen ausgelegt.

Trinkgeld:

Wenn Sie es einfach wollen und nicht brauchen, können Sie ein paar Cashewnüsse in einer zusätzlichen Pfanne (ohne Fett) rösten und sie mit der Glasnudelpfanne auf den Teller legen.

Die Pfanne schmeckt am besten mit Kokosnussöl. Dies hat auch den Vorteil, dass die Pfanne am nächsten Tag als Salat wirklich gut schmeckt und Sie nicht den scharfen "kalten Fettgeschmack" haben. Ich habe gerade etwas kochendes Wasser über den (jetzt) Salat gegossen. Dies hat den Vorteil, dass das Kokosöl und die Saucen etwas mehr gelockert werden und der Salat weniger trocken erscheint.

Mit etwas mehr Wasser können Sie eine "dicke" Glasnudelsuppe zum Mittagessen oder als Vorspeise zubereiten (Sie sollten die Saucen bei Bedarf erneut hinzufügen).

GRÜNE PUNKTE MIT
Mandelmilch

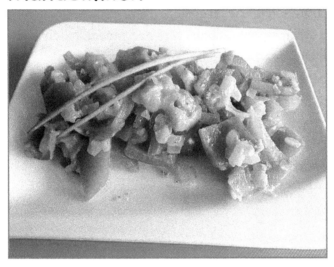

Portionen: 1

ZUTATEN

- 1 Schuss   Öl
- 1 klein Zwiebel (Substantiv)
- 2   Knoblauchzehen)
- 400 g Spitzpfeffer, grün
- 150 ml Mandelmilch (Mandelgetränk)
- 1 Prise (n) Garam Masala (oder 5-Gewürzpulver)
- 1 Prise Salz

VORBEREITUNG

Zwiebel und Knoblauch schälen und würfeln.

In einer kleinen Pfanne oder einem Topf die Zwiebel und dann den Knoblauch in Öl anbraten. Dann die gereinigten, entsteinten und geschnittenen Paprikaschoten in große Stücke braten. Es können sich geröstete Aromen entwickeln. Mit der Mandelmilch ablöschen und das Gemüse bei schwacher Flamme köcheln lassen. Das Gewürzpulver einstreuen und umrühren. Setzen Sie den Deckel auf und kochen Sie das Gemüse auf die gewünschte Festigkeit.

GRÜNE PUNKTE MIT
Mandelmilch

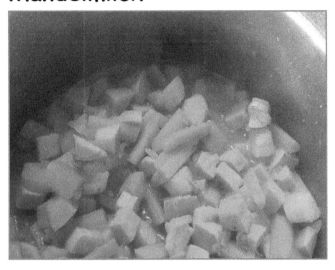

Portionen: 1

ZUTATEN

- 1 Schuss   Öl
- 1 klein Zwiebel (Substantiv)
- 2   Knoblauchzehen)
- 400 g Spitzpfeffer, grün
- 150 ml Mandelmilch (Mandelgetränk)
- 1 Prise (n) Garam Masala (oder 5-Gewürzpulver)
- 1 Prise Salz

VORBEREITUNG

Zwiebel und Knoblauch schälen und würfeln.

In einer kleinen Pfanne oder einem Topf die Zwiebel und dann den Knoblauch in Öl anbraten. Dann die gereinigten, entsteinten und geschnittenen Paprikaschoten in große Stücke braten. Es können sich geröstete Aromen entwickeln. Mit der Mandelmilch ablöschen und das Gemüse bei schwacher Flamme köcheln lassen. Das Gewürzpulver einstreuen und umrühren. Setzen Sie den Deckel auf und kochen Sie das Gemüse auf die gewünschte Festigkeit.

KAROTTEN IN EINER ZWIEBEL-, KNOBLAUCH- UND SPINACH-SAUCE

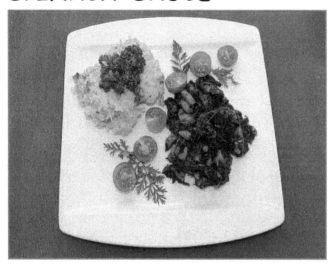

Portionen: 2

ZUTATEN

- 2 EL.   Kokosöl oder was auch immer Sie mögen
- 2 kleine   Zwiebel (n), halbiert, fein geschnitten
- 4 ..   Knoblauchzehe (n), fein geschnitten
- 400 g Karotte (n), geschält und gewogen
- 200 g Spinat, frischer
- 2 Prise Thymian (Quenelle, wilder Thymian)
- 2 Prise Bockshornklee

- Möglicherweise. Salz und Pfeffer oder Kristallbrühe

VORBEREITUNG

Schneiden Sie die Karotten so, wie Sie es möchten.

Geben Sie das Öl / Fett in eine beschichtete Pfanne mit Deckel und lassen Sie zuerst die Zwiebeln und dann die Knoblauchscheiben angreifen. Dann mit Karotten auffüllen und den Deckel aufsetzen. Nach ein paar Minuten alles kräftig umrühren und die Karotten nicht zu lange kochen.

In der Zwischenzeit den gewaschenen Spinat in kleine Stücke schneiden (nicht zu klein!).

Wenn die Karotten noch beißen, füllen Sie den Spinat und lassen Sie ihn bei geschlossenem Deckel zusammenfallen. Das Gemüse mit den Gewürzen bestäuben und köcheln lassen, bis der gewünschte Biss fest ist. Alles schmeckt gut, möglicherweise mit Salz und Pfeffer oder granulierter Brühe.

Wenn Sie mehr Sauce möchten, geben Sie etwas mehr Wasser mit dem Spinat in die Pfanne. Persönlich esse ich Gemüse ohne Beilagen (Reis, Nudeln, Kartoffeln) und achte daher nicht zu sehr darauf, dass es genug Sauce für sie gibt.

Sie müssen sich nicht sklavisch an meine Mengen halten, dieses Rezept wird sicherlich mehr oder weniger funktionieren.

FRÜHLINGSQUARK AUS GESPROCHENEN SONNENBLUMENSAMEN

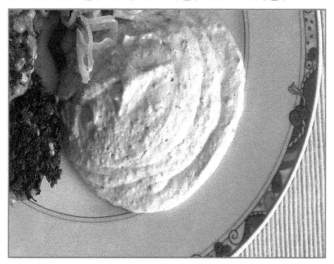

Portionen: 4

ZUTATEN

- 150 g Sonnenblumenkerne
- Knoblauchzehen)
- Zitronen)
- $\frac{1}{2}$ TL Bockshornkleesamen
- 1 Teelöffel   Salz-
- 100 ml Mandelmilch (Mandelgetränk)
- 1 klein Zwiebel (Substantiv)
- Paprikapulver
- Pfeffer

- Schnittlauch

VORBEREITUNG

Die Sonnenblumenkerne über Nacht einweichen, in ein Sieb geben und abspülen, dann in einem Sieb über einer Schüssel etwa zwei Tage lang keimen lassen. Morgens und abends unter fließendem Wasser abspülen.

Die gekeimten Sonnenblumenkerne zusammen mit der Knoblauchzehe, dem Zitronensaft, dem Salz, den Bockshornkleesamen und der Mandelmilch in den Mixer geben und bei höchster Einstellung 90 Sekunden lang gut mischen. Wenn die Mischung zu fest ist, fügen Sie ein wenig Mandelmilch hinzu, aber nicht zu viel.

Den Quark in eine Schüssel geben, Zwiebel und Kräuter fein hacken und unterrühren, mit Paprika und Pfeffer und ggf. etwas Salz würzen.

Hinweis: Bei dieser Grundvariante mit gekeimten Sonnenblumenkernen wird der Quark etwas bräunlich, was auf die Keime zurückzuführen ist. Es sollte auch so frisch wie möglich gegessen werden und nicht länger als einen, höchstens zwei Tage im Kühlschrank aufbewahrt werden.

Der Quark kann natürlich auch aus nicht gekeimten Sonnenblumenkernen hergestellt werden, dann kann er etwas länger im Kühlschrank aufbewahrt werden. Es ist dann aber nicht mehr basisch und hat weniger Nährstoffe.

Der Quark passt z. B. ideal zu Fleischbällchen, Falafel usw., in Kebab, als Aufstrich, als Dip für Gemüse und kann sogar als Grundlage für ein Salatdressing verwendet werden. Dazu müssen Sie es mit etwas Mandelmilch oder Öl verdünnen.

Kürbiswürze mit Zitronen- und Mandelmilch

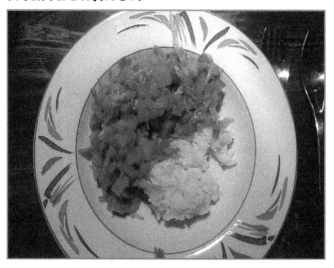

Portionen: 2

ZUTATEN

- 1 Schuss   Öl usw.
- 2 kleine   Zwiebel (n), in halbe Ringe geschnitten, ca. 150 g
- 350 g Weißkohl, fein geschnitten
- 300 g Hokkaido Kürbis (se), gewürfelt ca. 1 x 1 cm
- 150 ml Mandelmilch (Mandelgetränk)
- 1 klein Zitrone (n), gepresst
- 1 klein Paprika, rot, fein gewürfelt
- Salz und Pfeffer

- 1 EL, gehäuft Kokosblütenzucker, alternativ brauner Zucker

VORBEREITUNG

In einer beschichteten Pfanne mit Deckel das Öl erhitzen und die Zwiebeln anbraten. Dann den Weißkohl darauf legen, mit Salz abschmecken und bei geschlossenem Deckel braten. Nach etwa fünf Minuten kräftig mischen. Lassen Sie das Kondenswasser aus dem Deckel auf das Essen fließen. Lassen Sie den Kohl ca. 5 - 10 Minuten können sich hier auch geröstete Aromen entwickeln. Dann die Kürbiswürfel auf den Kohl legen und bei geschlossenem Deckel nochmals einige Minuten köcheln lassen. Rühren, Mandelmilch, Zitronen- und Kokosblütenzucker einfüllen und kräftig umrühren. Senken Sie die Temperatur und lassen Sie es kochen, bis es bissfest ist. Etwa zwei Minuten vor dem Ende den gewürfelten Paprika darauf legen und den Herd ausschalten. Bei geschlossenem Deckel einige Minuten ziehen lassen. Rühren, fertig. Möglicherweise Salz oder Pfeffer hinzufügen.

CHICORY UND ZUCCHINI GEMÜSE MIT ORANGE UND

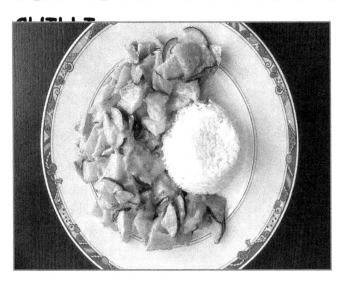

Portionen: 3

ZUTATEN

- 2 groß Chicorée oder 3 kleine
- 1 klein Zucchini
- Chilipfeffer, rot
- Orange
- 2 EL   Rapsöl
- Kartoffel
- Karotte
- ½ Zwiebel (Substantiv)
- 1 klein Möglicherweise Knoblauchzehe (n)

- 125 ml Wasser
- 40 g   Mandel (n), blanchiert
- 30 ml Rapsöl
- 1 Teelöffel   Zitronensaft
- ½ TL   Salz-
- Bockshornkleesamen
- Muskatnuss
- Pfeffer

VORBEREITUNG

Bereiten Sie zuerst die "Käsesauce" vor. Kartoffeln, Karotten, Zwiebeln und Knoblauch schälen, in kleine Stücke schneiden und bei geschlossenem Deckel in 125 ml Wasser kochen. Dies dauert ungefähr 15 Minuten.

Mandeln, Öl, Zitronensaft, Salz und Gewürze in einen Mixer geben. Das gekochte Gemüse mit dem kochenden Wasser hinzufügen und alles gut mischen.

Dann den Chicorée in einzelne Blätter teilen und in ca. 1 cm große Stücke schneiden. Die Zucchini der Länge nach vierteln und in dünne Scheiben oder Stücke schneiden. Mischen Sie die beiden zusammen Schneiden Sie den Chili-Pfeffer in dünne Scheiben und

mischen. 2 Esslöffel Öl in einem Topf oder einer Pfanne erhitzen, das Gemüse hinzufügen und ohne Deckel unter gelegentlichem Rühren braten.

In der Zwischenzeit die Orange schälen, filetieren und in Stücke schneiden. Fügen Sie Salz und Gewürze zum

Gemüse hinzu und rühren Sie es erneut gut um. Nehmen Sie die Pfanne vom Herd. Die Hälfte der Käsesauce einrühren und die Orangenstücke unterheben.

Reis passt sehr gut dazu.

Tipp: Der Rest der Käsesauce kann bis zu einer Woche im Kühlschrank aufbewahrt und beispielsweise für Aufläufe oder Nudelgerichte verwendet werden. Wenn Sie bereits fertige Käsesauce im Kühlschrank haben, kann dieses Gericht sehr schnell zubereitet werden.

KOHLRABI SPAGHETTI MIT SPINAT, TOMATEN UND OLIVEN

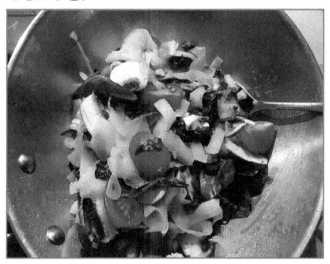

Portionen: 2

ZUTATEN

- Frühlingszwiebeln)
- Kohlrabi
- 1 Handvoll Spinat
- 5 Cocktailtomaten
- 10 Oliven, schwarz entkernt
- 1 EL   Olivenöl
- 1 Prise Salz und Pfeffer

VORBEREITUNG

Den Kohlrabi waschen und schälen und mit dem Spiralschneider Spaghetti herstellen.

In einer großen Pfanne oder in einem beschichteten Wok etwas Öl erhitzen und die in kleine Ringe geschnittene Frühlingszwiebel anbraten. Dann die Kohlrabi-Spaghetti dazugeben und unter Rühren kochen. Nach einigen Minuten den zerkleinerten Spinat hinzufügen und weiter dämpfen. Möglicherweise etwas Wasser hinzufügen. Zum Schluss die geviertelten Cocktailtomaten und die fein gehackten Oliven unterrühren. Mit Salz und Pfeffer abschmecken.

BROCCOLI UND KARTOFFELCURRY

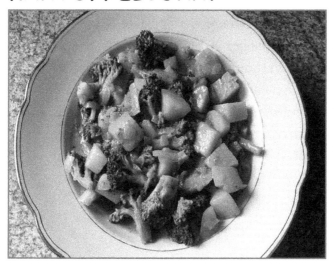

Portionen: 3

ZUTATEN

- 500 g Brokkoli
- 500 g Kartoffel
- 2 m.-groß   Zwiebel (Substantiv)
- 2 EL.   Kokosöl oder was auch immer Sie bevorzugen
- 2 EL   Curry Pulver
- 500 ml Mandelmilch (Mandelgetränk) oder andere Gemüsemilch
- 2 Teelöffel   Gemüsebrühe Pulver

VORBEREITUNG

Zwiebeln schälen und würfeln. Den Brokkoli in Röschen teilen, den Stiel schälen und in kleine Stücke schneiden. Kartoffeln schälen und würfeln.

In einer großen beschichteten Pfanne das Öl erhitzen und die Zwiebeln durchscheinend werden lassen. Das Currypulver darüber streuen und umrühren, bis es zu "riechen" beginnt. Dann fügen Sie den Brokkoli und die Kartoffeln hinzu.

Rühren Sie das Brühepulver in die Mandelmilch und gießen Sie es über das Gemüse. Abdecken und ca. 5 Minuten. Drehen Sie die Temperatur herunter und kochen Sie auf die gewünschte Festigkeit.

VEGAN UND CREAMY CARROT UND LEEK PASTA

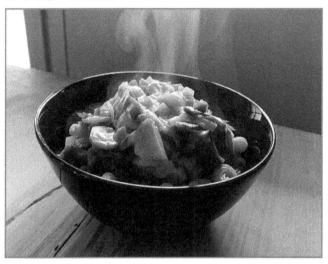

Portionen: 4

ZUTATEN

- 1 Stock / n   Lauch
- 6 groß Karotte
- 2 EL. Cashewbutter
- 1 EL, gehäuft Gemüsebrühe Pulver
- Wasser
- 1 Prise (n)   Muskatnuss
- Salz und Pfeffer, weiß oder schwarz
- 300 g Vollkorn Dinkel Nudeln
- Öl zum braten

VORBEREITUNG

Kochen Sie die Nudeln gemäß den Anweisungen.

Lauch und Karotten hacken und in etwas Öl anbraten. Mit Wasser ablöschen und die Cashewbutter hinzufügen. Beim Kochen entsteht eine cremige Sauce. Falls erforderlich, fügen Sie mehr Wasser hinzu. Mit Gemüsebrühe, Muskatnuss, Salz und Pfeffer würzen (ich benutze immer Weiß).

Die Nudeln abtropfen lassen.

Hinweis: Die Cashewbutter schmeckt fast wie eine Sahnesauce. Ein beliebtes Essen für uns, weil es schnell und gesund ist. Ich brate das Gemüse gelegentlich in Ghee statt in Öl - aber dann sind sie nicht mehr vegan.

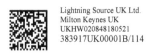